BEI GRIN MACHT SICH IHR WISSEN BEZAHLT

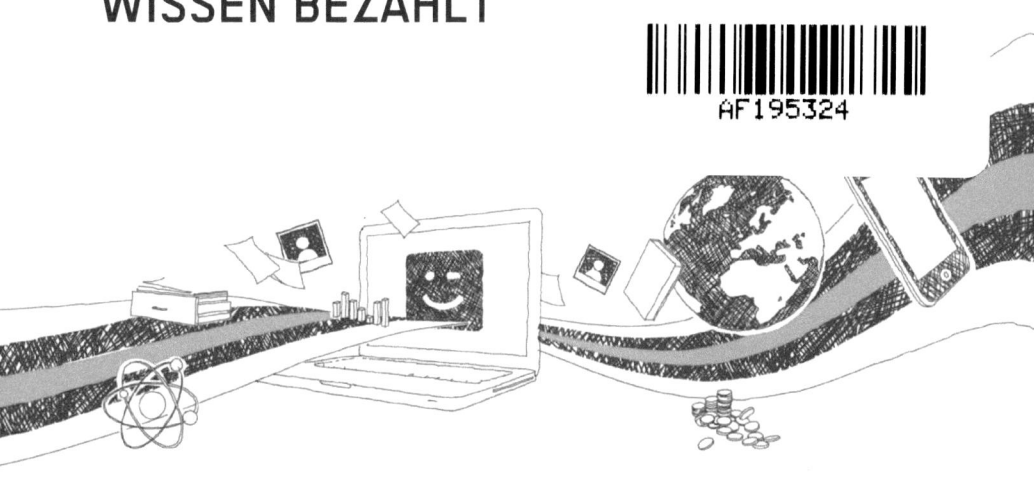

- Wir veröffentlichen Ihre Hausarbeit, Bachelor- und Masterarbeit
- Ihr eigenes eBook und Buch - weltweit in allen wichtigen Shops
- Verdienen Sie an jedem Verkauf

Jetzt bei www.GRIN.com hochladen und kostenlos publizieren

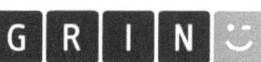

Andreas Zbären

Körperliche (Hoch-) Leistungsfähigkeit im Alter

GRIN Verlag

Bibliografische Information der Deutschen Nationalbibliothek:

Die Deutsche Bibliothek verzeichnet diese Publikation in der Deutschen Nationalbibliografie; detaillierte bibliografische Daten sind im Internet über http://dnb.d-nb.de/ abrufbar.

Dieses Werk sowie alle darin enthaltenen einzelnen Beiträge und Abbildungen sind urheberrechtlich geschützt. Jede Verwertung, die nicht ausdrücklich vom Urheberrechtsschutz zugelassen ist, bedarf der vorherigen Zustimmung des Verlages. Das gilt insbesondere für Vervielfältigungen, Bearbeitungen, Übersetzungen, Mikroverfilmungen, Auswertungen durch Datenbanken und für die Einspeicherung und Verarbeitung in elektronische Systeme. Alle Rechte, auch die des auszugsweisen Nachdrucks, der fotomechanischen Wiedergabe (einschließlich Mikrokopie) sowie der Auswertung durch Datenbanken oder ähnliche Einrichtungen, vorbehalten.

Impressum:

Copyright © 2012 GRIN Verlag GmbH
Druck und Bindung: Books on Demand GmbH, Norderstedt Germany
ISBN: 978-3-656-27683-8

Dieses Buch bei GRIN:

http://www.grin.com/de/e-book/201574/koerperliche-hoch-leistungsfaehigkeit-im-alter

GRIN - Your knowledge has value

Der GRIN Verlag publiziert seit 1998 wissenschaftliche Arbeiten von Studenten, Hochschullehrern und anderen Akademikern als eBook und gedrucktes Buch. Die Verlagswebsite www.grin.com ist die ideale Plattform zur Veröffentlichung von Hausarbeiten, Abschlussarbeiten, wissenschaftlichen Aufsätzen, Dissertationen und Fachbüchern.

Besuchen Sie uns im Internet:

http://www.grin.com/

http://www.facebook.com/grincom

http://www.twitter.com/grin_com

Berner Fachhochschule
Institut Alter

Körperliche (Hoch-) Leistungsfähigkeit im Alter

Abschlussarbeit
Modul 1: Wissenschaftliche Grundlagen

eingereicht im Rahmen des Studienganges	**Master of Advanced Studies in Gerontologie:** **Altern - Lebensgestaltung 50+** **2012- 2014**
vorgelegt von	**Andreas Zbären**
Datum des Einreichens	17.08.2012

Inhaltsverzeichnis

1 Abstract ... 4
2 Einleitung ... 5
   2.1 Ausgangslage der Forschungsidee ... 5
   2.2 Begründung der Studie ... 7
   2.3 Gerontologischer Kontext ... 8
   2.4 Ziel der vorliegenden Arbeit ... 8
3 Theoretischer Hintergrund ... 9
   3.1 Theoretisches Modell der Lebensbereiche ... 9
   3.2 Theorien des erfolgreichen Alterns ... 9
   3.3 Training im Kontext zu prozessorientierten Theorien ... 10
   3.4 Training im Kontext zur Handlungstheorie ... 11
4 Definition von Aktivität und Training ... 11
   4.1 Vom bewegten Alltag zum gezielten Training ... 12
   4.2 Physisches Training und Alter ... 12
   4.3 Rahmenkonzept der Bewegungsförderung ... 13
5 Explizite Formulierung der Forschungsfrage ... 14
6 Methodisches Vorgehen ... 14
   6.1 Untersuchungsdesign ... 14
   6.2 Definition der Stichprobe ... 15
   6.3 Interviewführung ... 15
   6.4 Leitfaden ... 16
   6.5 Datenanalyse ... 16
7 Ergebnisse ... 17
   7.1 Bereich Körper ... 17
   7.2 Bereich Psyche ... 18
   7.3 Bereich Sozial ... 20
   7.4 Bereich Ökonomie/Ökologie ... 21
   7.5 Gesamtinterpretation ... 22
   7.6 Kritik an der Untersuchung ... 23
8 Reflexion, Hypothesenbildung und Schlussfolgerung ... 23
   8.1 Reflexion in Bezug auf die Zielerreichung und Fragestellung ... 23
   8.2 Hypothesenbildung ... 24
   8.3 Schlussfolgerung ... 25
9 Quellenverzeichnis ... 26

Übersicht über die Grafiken und Tabellen in der Arbeit

Abbildung 1 (Bundesamt für Sport, 2009) 6
Abbildung 2 (Bundesamt für Sport, 2009) 7
Abbildung 3 (Kalbermatten, 1998) 9
Abbildung 4 (Freie Universität Berlin, s.a.) 10
Abbildung 5 (Bundesamt für Sport, 2009) 11
Abbildung 6 (Bundesamt für Sport, 2009) 14
Abbildung 7 (eigene Darstellung) 25

Grafik 1 (Bundesamt für Sport, 2009) 13
Grafik 2 (Bereich Körper) 18
Grafik 3 (Bereich Psyche) 19
Grafik 4 (Bereich Sozial) 20
Grafik 5 (Gesamtinterpretation) 22

Tabelle 1 (Übersicht der Bereiche) 17
Tabelle 2 (Bereich Körper) 17
Tabelle 3 (Bereich Psyche) 18
Tabelle 4 (Bereich Sozial) 20
Tabelle 5 (Bereich Ökonomie/Ökologie) 21
Tabelle 6 (Gesamtinterpretation) 22

1 Abstract

Altern muss nicht Abbau von Fähigkeiten und Fertigkeiten bedeuten, dies beweisen Studien immer wieder aufs Neue (Stemper, 2001), (Weisser, Preuss, & Predel, 2009). „Use it or lose it", so das Zitat einer Teilnehmerin dieser Studie. Was nicht abgebaut werden soll, muss trainiert werden.

Das vielfach zitierte und kritisierte „Aktivitätsmodell" (Salzmann, 2009) sieht Aktivität als eine der wesentlichen Voraussetzungen für „erfolgreiches Altern". Neuere Theorien sehen erfolgreiches Altern eher als Ergebnis eines dynamischen Zusammenspiels unterschiedlicher adaptiver Mechanismen (Jopp, 2002). Als einer dieser Mechanismen kann der menschliche Körper und sein (adaptives) biologisches System betrachtet werden. Im Zusammenhang mit Adaption muss auch zwischen Bewegung und Training unterschieden werden. Training im sportwissenschaftlichen Sinn hängt immer mit Intensität zusammen, denn die Intensität bestimmt, ob unser Körper mit seinen biologischen Mechanismen auf Trainingsreize reagiert oder nicht (Haber, 2005).

In Bezug auf Alter und Gesundheit ist der Körper ein viel diskutiertes Thema. Umfangreiche Konzepte wurden entwickelt, um das mehrheitlich inaktive Bewegungsverhalten der Bevölkerung zu verändern (Bundesamt für Sport, 2009). Vor dem Hintergrund verstärkter Forderungen nach mehr Bewegung und Mobilität, untersucht die vorliegende Arbeit in einer qualitativen Querschnittstudie über 70jährige Menschen, die physisch intensiv trainieren. Warum aber trainiert jemand mit 70 Jahren noch *so* intensiv? Welche Einflussfaktoren können dafür ausschlaggebend sein?

Um mögliche Gründe für ein intensives Training im Alter zu identifizieren, wurden Daten auf der Basis von sechs Interviews gesammelt. Die für die Forschungsfrage inhaltlich relevanten Aussagen wurden den vier Bereichen: Körper, Psyche, Sozial sowie Ökonomie/Ökologie zugeordnet, um eine möglich Tendenz in einen der vier Bereiche zu ermitteln. Die Bereiche sind in Anlehnung an die vier Lebensbereichen nach dem Konzept Lebensgestaltung (Kalbermatten, 1998) gewählt worden, da sich dieses Modell unter anderem gut dazu eignet, verschiedene Wissenschaften miteinander in einen Kontext zu bringen - im Fall dieser Arbeit die Gerontologie und die Sportwissenschaft.

Die Ergebnisse zeigen, dass psychologische und soziale Faktoren ein intensives Training beeinflussen können. Als Hauptfaktoren sind hier Wissen, Selbstverantwortung und die Freude an der Bewegung zu nennen. Wissen ist denn auch ein zentraler Punkt im Rahmenkonzept der europäischen Bewegungsförderung HEPA (Bundesamt für Sport, 2009); dieses Modell wurde zur Bildung weiterführender Hypothesen verwendet.

2 Einleitung

Über die Beziehung von geistiger Leistungsfähigkeit und körperlicher Kraft wird seit der Antike philosophiert. Die Bedeutung von körperlicher Aktivität für die Gesundheit ist eindrücklich, trotzdem wird infolge der technologischen Entwicklung der Bewegungsmangel bei Jungen und insbesondere bei älteren Menschen mehr und mehr zum Problem (Martin & Marti, 1998). Noch vor wenigen Generationen haben die Menschen wesentlich mehr körperliche Arbeit geleistet als wir es heute tun. Die Mechanisierung der Arbeit, die Motorisierung des Transports oder auch technische Hilfsmittel im Alltag sowie die modernen Kommunikationsmittel haben unser Leben zwar in mancher Hinsicht erleichtert, die Befreiung von körperlicher Anstrengung hat aber auch ihre Kehrseite. Die meisten Menschen beanspruchen ihren Körper kaum mehr, weder am Arbeitsplatz, noch im Haushalt, noch bei der Fortbewegung. Hinzu kommt eine hochkalorische Ernährung, welche zusammen mit dem Bewegungsmangel zu Übergewicht und Stoffwechselerkrankungen führt. Körperliche Aktivität wirkt sich präventiv auf verschiedene Erkrankungen aus; insbesondere im fortgeschrittenen Lebensalter ist der Nutzen von Sport und körperlicher Aktivität bewiesen (Weisser, Preuss, & Predel, 2009). Trotz einer grossen Zahl von Studien, die diesen positiven Effekt belegen, wird paradoxerweise u.a. das Laufen, unsere letzten Endes natürlichste Art der Fortbewegung, auf kürzeste Gehstrecken reduziert. Körperliches Training, welches heute in den industrialisierten Ländern faktisch die einzige Alternative ist, um Muskelmasse zu erhalten und das Herzkreislaufsystem anzuregen, wird lediglich von einer Minderheit der Bevölkerung durchgeführt (Bundesamt für Sport, 2009).

Statistiken zeigen, dass insbesondere mit zunehmenden Alter die körperliche Bewegung reduziert wird (Denk, 2003, S. 69), (Bundesamt für Statistik, 2007). Dem wiederspricht eine vielfach zitierte Aussage: „Es geht nicht darum länger zu leben, sondern gesünder zu sterben". Dazu passt ein Zitat eines über 90jährigen, intensiv trainierenden Menschen:

"If you take up bodybuilding in old age you will add not only years to your life but also life to your years."

2.1 Ausgangslage der Forschungsidee

Eine ganzheitlich Alltagsgestaltung heisst, sich geistig, körperlich, sozial und nicht zuletzt mit der Umwelt auseinander zu setzen, um das Leben im Alter erfolgreich zu gestalten. Unser Verhalten im Alltag kann entscheidend für Gesundheit oder Krankheit sein. In der Altersarbeit müssen präventive Modelle, wie das Modell der Lebensbereiche von Kalbermatten (1998), entwickelt werden, die Abbauprozesse verzögern oder verhindern. Trainierende, (ältere) Menschen scheinen einen Weg dazu gefunden zu haben.

Im Alter entsteht eine Diversifizierung der Lebensstile (Kalbermatten & Müller, 2012), was sich auch in der Form und dem Ausmass körperlicher Aktivität zeigt. Es gibt Menschen, die selbst im Höchstalter eine aussergewöhnliche physische und psychische Fitness aufweisen, und aufgrund intensivem Training das Leistungsniveau eines 35- oder 40jährigen ohne weiteres übertreffen. Intensives körperliches Training ist aber nicht gleichzusetzen mit „einfach" bewegen, sondern es bedarf einer zielgerichteten Handlung. Umfang und Zeit der Belastung spielen dabei eine wichtige Rolle (im Kapitel 4.1 wird darauf noch näher eingegangen).

In der Trainingslehre wird festgehalten, dass ein grösserer Trainingsumfang und höhere Intensität auch eine günstige Wirkungen auf die Gesundheit erzielen. (Martin & Marti, 1998), (Denk, 2003, S. 143)

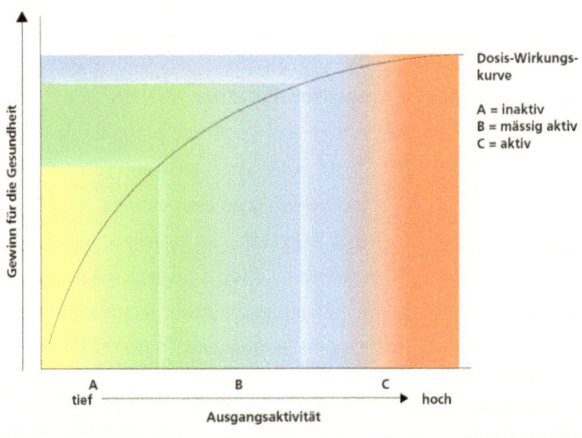

Abbildung 1 (Bundesamt für Sport, 2009)

Die Steigerung der Trainingsintensität bis zu einem gewissen Grad hat zur Folge, dass unsere Körperstrukturen zusätzlich profitieren. Dies zeigt sich besonders bei Menschen im höheren Alter, die noch ein intensives physisches Training absolvieren. Sie sind denn auch Mittelpunkt und Ausgangslage dieser Studie. Oft stehen nämlich junge erfolgreiche Sportler im Interesse der Öffentlichkeit, während „alte" Menschen, wenn überhaupt, als die grossen Ausnahmen zitiert werden.

Das Ziel muss es sein, durch gezielte Studien Erkenntnisse zu gewinnen, die dazu verwendet werden können, mehr (ältere) Menschen zu einem physisch aktiveren Lebensstil zu bewegen. Denn die Daten der Schweizerischen Gesundheitsbefragung 2007 zeigen, dass das Ausmass des Bewegungsmangels im Alter in der Schweiz gravierend ist; 59 Prozent erreichen die Mindestempfehlungen für eine gesundheitserhaltende Lebensweise nicht und gelten somit als inaktiv oder ungenügend aktiv (Bundesamt für Sport, 2009).

2.2 Begründung der Studie

Das Bewegungsverhalten wird beeinflusst durch unveränderbare (Alter, Geschlecht, Vererbung) und veränderbare Faktoren, darunter persönlichkeitsspezifische Merkmale wie Motivation und Einstellung, oder das soziale und physische Umfeld.

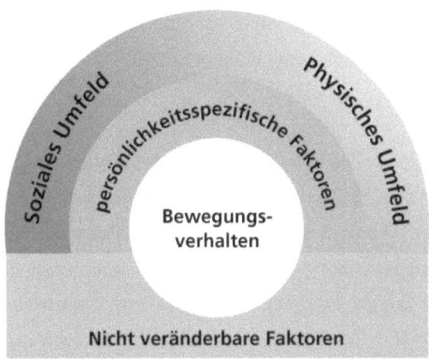

Abbildung 2 (Bundesamt für Sport, 2009)

Die untersuchte Gruppe von Menschen in dieser Arbeit ist nicht nur im Zusammenhang mit Autonomie im Alter von grossem Interesse, sondern auch aus ökonomischen Gründen.
Physische Gesundheit im Alter ermöglicht mehr Freiheit und Unabhängigkeit im Alltag, wodurch soziale Strukturen entlastet werden können. Somit übernehmen diese Menschen – bewusst oder unbewusst – eine Verantwortung einerseits gegenüber dem eigenen Körper, andererseits aber auch gegenüber dem sozialen Netzwerk und der Gesellschaft. Diesen höchstaktiven Menschen sollte vermehrt Aufmerksamkeit entgegengebracht, und ihre Lebensweise und Lebenseinstellung genauer betrachtet werden.
Will der Mensch länger unabhängig bleiben, so muss er auch länger mobil bleiben. Um dies zu erreichen, muss nach möglichen Einflussfaktoren gesucht werden, die das Bewegungsverhalten (insbesondere im Alter 50+) in Zukunft wesentlich und positiv verändern. Eine Veränderung im Bewegungsverhalten würde auch den enormen finanziellen Auswirkungen unserer Inaktivität entgegen wirken. Bewegungsmangel verursachte im Jahr 2001 in der Schweiz 2.1 Millionen Erkrankungen und direkte Behandlungskosten von 2.4 Milliarden Franken (Bundesamt für Sport, 2008). Im Jahr 2004 lagen die Krankheitskosten in der Schweiz allein für die direkten und indirekten Kosten von Übergewicht bei 2.6 Milliarden, 2009 lagen sie bereits bei 5.7 Milliarden (Schneider, Venetz, & Gallani, 2009).
Ernährung und Übergewicht haben einen wesentlichen Einfluss auf die Aktivität und umgekehrt Aktivität auf die Ernährung und das Übergewicht. Wie viel wir uns aus eigener Kraft fortbewegen, unterliegt unterschiedlichen Einflüssen. Nicht alle davon können wir beeinflussen; die eigene Einstellung und Motivation jedoch können so verändert werden,

dass die Mobilität aus eigner Kraft bis ins Höchstalter positiv beeinflusst werden kann. Sich zu bewegen und anderen Menschen zu begegnen, ist auch für das soziale Kapital[1] einer Gesellschaft wichtig. Soziales Kapital wird auch aus einer selbstverantwortlichen Lebensweise gebildet und diese ist in Bezug auf den Körper und dessen Gesundheit von besonderem Interesse für die Gesellschaft. Vorbilder in der Familie, der Verwandtschaft oder dem Freundeskreis können in allen Altersgruppen einen positiven Einfluss auf das Bewegungsverhalten haben (Bundesamt für Sport, 2009).

2.3 Gerontologischer Kontext

Physische Gesundheit muss auch im Zusammenhang mit den Perspektiven auf den alternden Körper als soziales Konstrukt und als soziales Konstruierendes betrachtet werden. „Eine Thematisierung des alternden und an Kräften nachlassenden Körpers hätte womöglich die in der Gerontologie überwunden geglaubten Vorstellungen eines defizitären Alter(n)s neu belebt, was ein Schritt zurück in Richtung biologischer Determinismen[2] bedeutet hätte. Dabei verfolgte die (Soziale) Gerontologie lange Zeit gerade das Ziel, die dominante Sicht auf das höhere Alter als eine Phase des körperlichen Abbaus und Rückzugs aufzubrechen. Vor diesem Hintergrund könnte ein Wiedereinbeziehen des Körpers in den Diskurs die Gefahr eines wissenschaftlichen Rückfalls in überwundene Defizitperspektiven mit sich bringen" (Backes, 2008, S. 189)

Das Selbstbild eines Menschen spielt eine konkrete Rolle für sein Handeln. Der Mensch richtet sich nach seiner Haltung aus, negative Erwartungen können zu unnötigen Einschränkungen (Barrieren) führen; glaubt er aber an lebenslange qualitative Steigerung oder Konservierung geistiger und körperlicher Ressourcen, erhöht sich die Chance auf ein positives Selbstbild (Thiel, Gomolski, & Huy, 2008) sowie (Schmitt, 2004). Das positive Selbstbild wiederum wird durch körperliche Gesundheit beeinflusst, womit eine Wechselwirkung entsteht.

2.4 Ziel der vorliegenden Arbeit

„*Um Menschen zu verstehen warum sie etwas tun was Andere lassen, müssen wir sie besser verstehen.*"

Das Kernziel dieser Arbeit ist, herauszufinden, welche Faktoren ausschlaggebend für eine hohe Leistungserbringung im hohen Alter sind. Können diese einer bestimmten Lebenswelt (Bereich) nach Kalbermatten (1998) zugeordnet werden? Sind soziale, bewusst oder unbewusst in Erscheinung tretende, persönliche Faktoren (bezogen auf die eigene

---

[1] Mit dem soziologischen Begriff "Soziales Kapital" bezeichnet Pierre Bourdieu (1983) die Gesamtheit der aktuellen und potenziellen Ressourcen, die mit der Teilhabe am Netz sozialer Beziehungen gegenseitigen Kennens und Anerkennens verbunden sein können http://de.wikipedia.org/wiki/Soziales_Kapital

[2] Vorbestimmter Zerfall des Körpers im Alter.

Gesundheit), oder aber andere Einflüsse entscheidend, ob jemand intensiv trainiert, sich „normal" bewegt oder inaktiv ist?

International erarbeitete Bewegungsprogramme sprechen von einem zyklischen Prozess (siehe Kapitel 4.3), der auf das Bewegungsverhalten einen Einfluss haben kann. Die Ergebnisse der Studie sollen anhand dieses Regelkreises überprüft und zur Hypothesenbildung ausgeweitet werden.

3 Theoretischer Hintergrund

3.1 Theoretisches Modell der Lebensbereiche

„Der ältere Mensch ist zum Gestalter einer langen, anspruchsvollen Lebensphase geworden." (Kalbermatten & Müller, 2012)

Menschliches Handeln beruht auf einer Wechselbeziehung zweier Systeme: Der Mensch und seine Umwelt. Das Modell (siehe Abb.3) ermöglicht die Zuordnung von Einflussfaktoren (Kategorien) in die vier Lebensbereiche. Dieses Modell ist auch sehr gut geeignet, um unterschiedliche Forschungsrichtungen miteinander in einen Kontext zu bringen. Für die vorliegende Arbeit von besonderer Bedeutung sind die Sportwissenschaften (im Lebensbereich

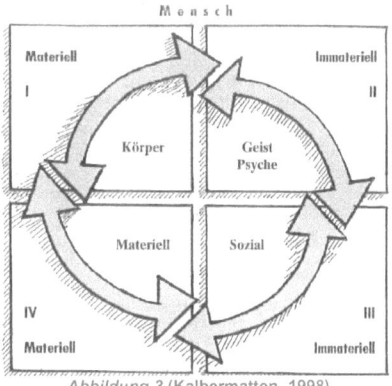

Abbildung 3 (Kalbermatten, 1998)

Körper) und die Gerontologie (im Lebensbereich Geist/Psyche). Gerontologische Ansätze sprechen dem älter werden Menschen Kompetenzen zu, sein Leben aktiv zu gestalten, Selbstverantwortung zu übernehmen und gegen den geistigen und körperlichen Zerfall etwas zu unternehmen (Kalbermatten, 1998). Heute sollte ein 70jähriger Mensch fähig sein, noch 15 oder mehr Jahre seines Lebens aktiv zu gestalten. Physische Aktivität bedeutet auch Mobilität, Freiheit und Autonomie – Faktoren, die zur aktiven Gestaltung und zur Erhaltung eines positiven Selbstbildes beitragen können. Körperliche Einschränkungen sind kein Hinderungsgrund für eine sinnvolle Gestaltung des Lebens, aber trotzdem stehen in unserer Gesellschaft der Körper und seine Gesundheit stark im Mittelpunkt. Konzepte, die physische und psychische Gesundheit fördern, rücken vermehrt ins Zentrum (vgl. Kapitel 2.3).

3.2 Theorien des erfolgreichen Alterns

Im Laufe der Zeit entstanden durch empirische Forschung eine Reihe von Modellen und Theorien, die für ein „erfolgreiches Altern" stehen und Wege aufzeigen, wie ein Mensch zu einer sinnstiftenden Lebensführung kommen kann. Abbildung 4 (Jopp, 2002) zeigt einige dieser Theorien in einer Übersicht der letzten 50 Jahre auf. Im Kapitel 3.3 wird kurz auf das umstrittene Aktivitätsmodell eingegangen.

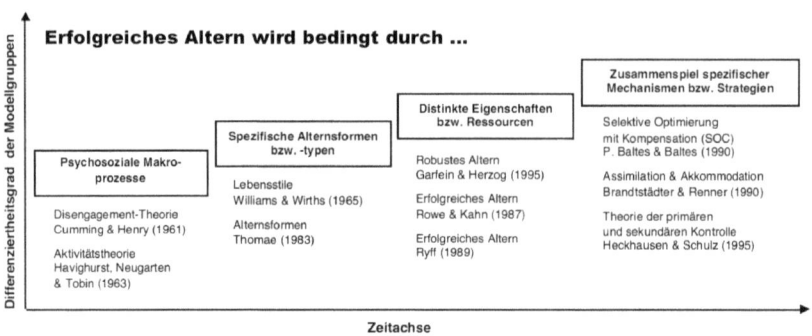

Abbildung 4 (Jopp, 2002)

3.3 Training im Kontext zu prozessorientierten Theorien

Eine der ersten dieser Theorien kam von Havighurst, Neugarten und Tobin (1963, zit. n. Salzmann, 2009). Sie besagt in ihrem Kern, dass sich eine Person in ihrem subjektiven Befinden nur wohlfühlen kann, wenn sie aktiv ist, etwas leistet und gebraucht wird. Für Havighurst et al. ist der in der Disengagement- oder Rückzugstheorie beschriebene Rückzug wird nicht sekundär von der Gesellschaft bestimmt, sondern allein durch gesellschaftliche Strukturen, die diesen forcieren.

Der alternde Mensch wird als eine aktive Person angesehen, die gewisse Aktivitäten so lange ausübt, bis dies aufgrund gewisser Faktoren, wie z.B. der Renteneintritt oder *körperliche Veränderungen*, nicht mehr möglich ist. Laut der Aktivitätstheorie besteht hinsichtlich psychologischer und sozialer Belange kein Unterschied zwischen älteren Menschen und Personen mittleren Alters. Die einzige Differenz liegt in den unabwendbaren biologischen und gesundheitlichen Veränderungen. Von einer optimalen Alterung ist hiernach nur dann die Rede, wenn die ältere Person aktiv bleibt und so in ihrer sozialen Welt bestehen kann. Sind gewisse Aktivitäten wie der Beruf nicht mehr ausführbar, müssen Alternativen gefunden werden, um das „Aktivitätsniveau zu halten".

Aufgrund der gegensätzlichen Vorstellungen vom Alternsprozess und vom erfolgreichen Altern entfachten die Disengagement- und die Aktivitätstheorie zahlreiche Diskussionen. Schließlich einigten sich die Verfechter dieser beiden Theorien darauf, dass weder die eine noch die andere in sich alleine angewendet werden kann, denn in beiden Theorien finden sich empirisch bestätigte Befunde (Salzmann, 2009).

Die prozessorientierten Theorien sehen erfolgreiches Altern als Ergebnis eines dynamischen Zusammenspiels unterschiedlicher adaptiver Mechanismen. Als einer dieser adaptiven Mechanismen kann der menschliche Körper betrachtet werden, denn dieser passt sich bis zu einem gewissen Grad, sowohl physisch wie psychisch, an die jeweiligen Anforderungen durch „Reizeinwirkungen" (Training) an. Der Körper passt sich sowohl im negativen Sinn (was nicht gebraucht wird verkümmert), als auch im positiven Sinn an (actio = reactio). Dieses Wechselwirkungsprinzip ist in nahezu allen naturwissenschaftlichen Gebieten zu beobachten, und demnach auch in der Physiologie anwendbar (Gottlob, 2007). Aufgrund von aktuellen biomedizinischen und biotechnologischen Erkenntnissen stellt sich der Körper gerade auch im Alter nicht mehr als naturgegebener, sich zwangsläufig abbauender Organismus dar. Er ist trainierbar, formbar und kann sozusagen in jedem Alter aktiviert und ganz im Sinne der kontrovers diskutierten „Anti-Aging" Bewegung möglichst lange ohne körperlich sichtbare Alterszeichen gestaltet werden (Bundesamt für Sport, 2009). Der Mensch ist mit der entsprechenden Einstellung auch im hohen Alter fähig, seine Fähigkeiten und Fertigkeiten aufrecht zu erhalten; damit kommt aber notwendigerweise der Einfluss von Bewegung und Training auf die körperliche Leistung ins Blickfeld des Interesses. Es stellt sich insbesondere die Frage, welche Modelle die sportwissenschaftliche Forschung zur Förderung oder zumindest zum Erhalt der körperlichen Leistungsfähigkeit als wesentliche Alterskompetenz bietet (Stemper, 2001).

3.4 Training im Kontext zur Handlungstheorie

Eine der zentralen Annahmen der Handlungstheorie besagt, dass Menschen Ihre Zukunft planen und zielgerichtet handeln können – der Mensch als aktives System, das sich selber Ziele vorgeben und sich geistig die Zukunft projizieren kann (Kalbermatten & Müller, 2012). Im Fall von intensiv trainierenden Menschen muss eine Projektion in die Zukunft erfolgen, denn ohne diese ist das Ziel der bestmöglichen Platzierung im Wettkampf nicht zu erreichen. Es besteht also immer – wenngleich individuelles – Ziel in naher oder ferner Zukunft.

4 Definition von Aktivität und Training

Aktivität (von lat. „*activus*" = „*tätig*", „*wirksam*") ist das Gegenteil von Passivität (Wikipedia, http://de.wikipedia.org, 2012). In Bezug auf den Alltag heisst das, dass gesundheitswirksames Bewegen nicht zwingend Sport treiben bedeutet. Zügiges Gehen z.B. mit dem Hund, Velo fahren oder Gartenarbeiten haben den Vorteil, dass sie sich leicht in den Tagesablauf integrieren lassen. Treppen steigen anstatt den Lift zu benützen, zu Fuss oder mit Fahrrad einkaufen zu gehen usw. – es gibt unzählige Aktivitäten, die sich problemlos in den

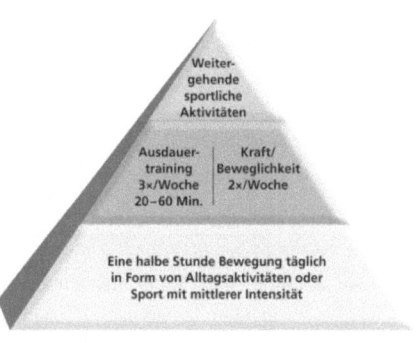

Abbildung 5 (Bundesamt für Sport, 2009)

Alltag einbauen lassen. Diese Aktivitäten können aber nicht als Training im wissenschaftlichen Sinn definiert werden, da deren Intensität nicht ausreichend ist. Es fehlt der belastungsrelevante Reiz auf das Herzkreislaufsystem oder auf den Muskel. Die Bewegungspyramide in Abbildung 5 zeigt die drei Stufen der physischen Aktivität.

4.1 Vom bewegten Alltag zum gezielten Training

Wissenschaftlich gesehen muss auf unseren Körper ein genügend hoher Reiz einwirken, um eine Reaktion im Körper hervorzurufen. Die Intensität spielt dabei eine wichtige Rolle, denn ohne Überschreitung einer Mindestintensität ist keine trainingswirksame Belastung auf den Körper möglich. Belastungen unter dieser Mindestintensität können zwar positive Effekte z.B. auf die Koordination haben, nicht aber auf die organischen Grundlagen der Leistungsfähigkeit.

Effekte in der Muskulatur oder im Knochen können erst ab 70-80% der individuellen Maximalkraft erreicht werden. Die minimale Intensität für die optimale Verbesserung der Ausdauerleistungsfähigkeit liegt bei 50% der individuellen maximalen Sauerstoffaufnahme. Für die Dauer und Häufigkeit gibt es ebenso ein Minimum, das erreicht oder überschritten werden muss, um dauerhafte organische Anpassungen zu erreichen (Haber, 2005, S. 158-160), (Gottlob, 2007, S. 76). Diese Angaben verdeutlichen, dass intensives Training nicht auf der untersten Ebene einzuordnen ist, da solche Belastungen im Alltag im Normalfall nicht möglich sind.

4.2 Physisches Training und Alter

Die Trainingswissenschaft nimmt in Bezug auf Alterskrankheiten eine wichtige Rolle ein; selbst die Bekämpfung von psychischen Krankheiten[3] wie Demenz wird heute intensiv diskutiert (Neumann, 2008). Sportwissenschaftliche Erkenntnisse aus Kraft- und Ausdauertraining und deren Auswirkungen z.B. auf Osteoporoseprävention, Sturzprofilaxe, Herzkrankheiten oder Diabetes Typ 2, nehmen in der Prävention eine immer wichtigere Stellung ein. Als einer der zentralen gesundheitlicher Schutzfaktoren unterliegt Ausdauer oder kardiopulmonale Leistungsfähigkeit im Laufe des Alterungsprozesses einem natürlichen Rückgang. Etwa ab dem 20. Lebensjahr sinkt die maximale Sauerstoffaufnahme (VO_2max) stetig ab. Zwischen dem 20. und dem 60. Lebensjahr beträgt die Reduktion bei Männern mindestens ein Viertel bis ein Drittel des Ausgangswerts. Bei körperlich inaktiven Personen sinkt die maximale Sauerstoffaufnahme um ca. 0,4-0,5 ml/kg/min im Jahr. Bei Untrainierten wird die Schwelle von 12-14 ml/kg/min, die für eine eigenständige Haushaltsführung notwendig ist, oberhalb von 80 Jahren bald unterschritten. Die Trainierbarkeit der maximalen Sauerstoffaufnahme bleibt jedoch auch im Alter bestehen. Die gleiche Aussage gilt für die

---

[3] Mittels Laufbandtherapie

Erhaltung von Muskel- und Knochenmasse. Krafttraining steigert erwiesenermassen selbst bei hochaltrigen Menschen die Muskelmasse und die damit in Zusammenhang stehende Knochendichte (Gottlob, 2007, S. 25). Diese Erkenntnis ist in Bezug auf die Mobilität im Alter ein nicht zu unterschätzender Einflussfaktor. Die nachfolgende Grafik verdeutlicht, wie der zeitliche Verlauf der physischen Leistungsfähigkeit beeinflusst werden kann.

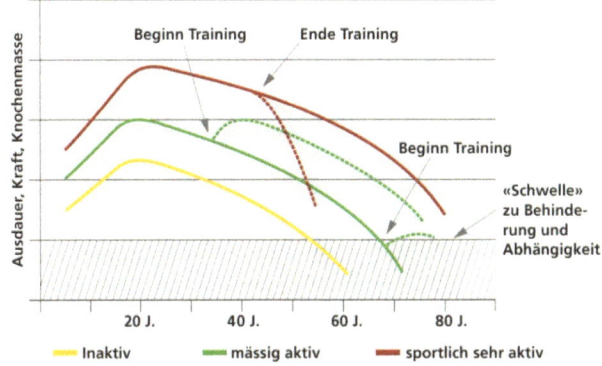

Grafik 1 (Bundesamt für Sport, 2009)

Die Trainingswissenschaft stellt die Grundlage für alle Bewegungsmodelle bereit; ihre Erkenntnisse fliessen aber nur langsam in die breite Bevölkerung ein. Es ist daher von grösster Wichtigkeit, dass Modelle und Strategien vermittelt werden, die die Sensibilität für ein nachhaltiges Bewegungsverhalten fördern. Die Aussage, dass die Wissenschaft und die Öffentlichkeit erst vor wenigen Jahren erkannt haben, dass unser Leben bewegungsarm geworden ist (Bundesamt für Sport, 2008), erstaunt umso mehr, als Israel bereits 1998 darauf hingewiesen hat, dass die sogenannte "Altersschwäche" massgeblich auf fehlende Trainings- oder Belastungsreize und einen folglich ungenügenden Trainingszustand zurück zu führen ist (Israel 1998, zit. n. Stemper 2001).

4.3 Rahmenkonzept der Bewegungsförderung

Bewegung und Gesundheit haben in den letzten Jahren zunehmend an Bedeutung gewonnen. Dies nicht nur aufgrund neuer wissenschaftlicher Methoden, sondern auch weil der Bewegungsmangel ein alarmierendes Ausmass erreicht hat. „Heute ist wissenschaftlich nachgewiesen, dass Bewegungsmangel für die Gesundheit von industrialisierten Gesellschaften ein Problem ersten Ranges darstellt" (Bundesamt für Sport, Gesundheitswirksame Bewegung, 2009).
Der aktuelle Wissensstand wird in den Rahmenkonzeptionen für die Bewegungsförderung des europäischen Netzwerks HEPA publiziert[4]. Dort entstand auch das Rahmenkonzept der

---

[4] www.hepa.ch

Bewegungsförderung, das davon ausgeht, dass die Bewegungsförderung als zyklischer Prozess abläuft, der durch verschiedene Einflüsse gesteuert wird.

Als einer dieser Einflüsse kann „Wissen" bezeichnet werden. Der als zyklischer Prozess definierte Ablauf (siehe Abb.6) stellt Wissen als ausschlaggebenden Faktor für unser Bewegungsverhalten in den Mittelpunkt. Der menschliche Organismus ist in jedem Alter trainierbar, was viele Studien beweisen. Allerdings sind Ausdauer und Kraft nicht konservierbar, das heisst, nur Kontinuität kann zum Erfolg führen (Bundesamt für Sport, 2009). Diese Erkenntnis bildet denn auch die Grundlage diese Arbeit.

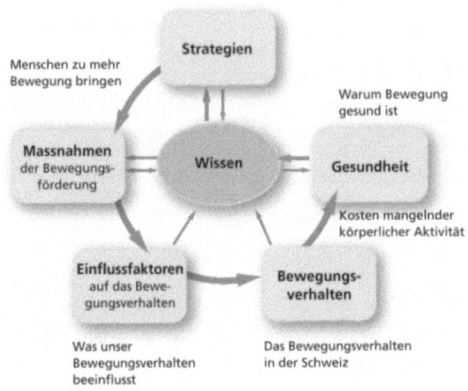

Abbildung 6 (Bundesamt für Sport, 2009)

5 Explizite Formulierung der Forschungsfrage

Vor 10-15 Jahren stellte sich die Frage, welchen gesundheitlichen Nutzen Bewegung bringt, und wie viel Bewegung nötig ist, damit die Gesundheit profitiert. Inzwischen hat sich der Fokus erweitert, andere Fragen sind ins Zentrum gerückt: Welche Faktoren in der heutigen Lebenswelt beeinflussen das Bewegungsverhalten, und mit welchen Massnahmen kann dem Bewegungsmangel begegnet werden (Bundesamt für Sport, 2009, S. 3)? Aus dieser Sicht wurde die zentrale Frage für die vorliegende Studie formuliert:

> *Gibt es massgebliche Einflussfaktoren für intensives Bewegungsverhalten (Training) im höheren Alter?*

6 Methodisches Vorgehen

6.1 Untersuchungsdesign

Um die genauen Beweggründe für intensives Training zu erfassen, kommt in dieser Modularbeit eine qualitative Erhebungsmethode zum Tragen. Die Daten wurden durch

Interviews erhoben; Grundlage dafür bildet das problemzentrierte Interview (Mayring, 2002, S. 67-69), denn es setzt an konkreten gesellschaftlichen Problemen an (wie im vorliegenden Fall an der Inaktivität und der damit verbundenen gesundheitlichen und gesellschaftlichen Einflüsse), bleibt in seiner Struktur aber offen.

Die Interviews erfolgten anhand eines Leitfadens, fokussiert auf die Fragestellung. Die Ergebnisse sollen in Bezug zu den vier Dimensionen (Bereichen): Körper, Psyche, Ökonomie und Sozial (in Anlehnung an den Berner Ansatz zur Gerontologie) nach Kalbermatten (1998) gebracht und anschliessend mit dem Modell der Gesundheitsförderung (siehe Kapitel 4.3) überprüft werden.

6.2 Definition der Stichprobe

Die Befragung wurde mit einer zuvor definierten und ausgewählten Gruppe von je drei Frauen und drei Männern, welche die Minimalanforderungen (siehe unten) erfüllen, durchgeführt (n=6). Im Vorfeld erfolgte ein Probeinterview mit einer Person aus der Zielgruppe. Definition der Stichprobe: Für die Erfüllung von "intensiv trainierend" musste sich das Training auf der Bewegungspyramide auf dem zweiten Level bewegen (siehe Kapitel 4). Das heisst, es muss ein *trainingsrelevanter* Reiz auf den Körper erfolgen, der wie folgt definiert wurde: Der zusätzliche Kalorienverbrauch musste mindestens 2000 kcal/Woche betragen, was je nach Intensität mindestens 3-4 Stunden Training pro Woche entspricht. Die untere Altersgrenze wurde bei 70 Jahren festgelegt.

Die Vorselektion der Stichprobe erfolgte durch die Analyse der Zeitdaten neuerer Ranglisten verschiedener Volksläufe, die durch die Firma „Datasport"[5] erfasst wurden. Anschliessend wurden die vordersten Ränge aus der entsprechenden Altersklassen ausgewählt. Die 10 Männer und 10 Frauen wurden anschliessend schriftlich kontaktiert, mit einer Kurzbeschreibung der Studie und der Frage, ob sie bereit wären für ein Interview. Hinzu kamen Fragen über Trainingsart und -zeit, die Hinweise über die Trainingsintensität gaben. Die nachfolgenden telefonischen Gesprächen ergaben, dass die minimal Anforderungen (siehe oben) von den Teilnehmern bei Weitem überschritten wurde.

6.3 Interviewführung

Die telefonischen Vorgespräche zeigten nicht nur eine physisch, sondern auch eine geistig überdurchschnittlich hohe Präsenz. Diese Eigenschaft ermöglichte ein offenes aber auf die Fragestellung zentriertes Interview. Damit möglichst viele biografische, aktuelle und zukünftige Faktoren im Zusammenhang mit Training und der persönlichen Lebensweise dieser Menschen erfasst werden konnten, sollte der Leitfaden daher nur eine Leitplankenfunktion haben, das Gespräch selbst sollte offen bleiben.

---

[5] www.datasport.ch

6.4 Leitfaden

1. Wie sind Sie zu Ihrem Training gekommen?
2. Was glauben Sie, welche Veränderungen kann physisches Training in einem älteren Menschen bewirken?
3. Welche Bedeutung hat das Training für Sie persönlich?
4. Was in Ihrem Leben ist Ihnen wichtig?
5. Macht Ihnen das Training Spass? Wenn ja warum, wenn nein, warum nicht?
6. Woran denken Sie, wenn Sie an das Bewegungsverhalten von gleichaltrigen Menschen denken?
7. Wie reagiert Ihr Umfeld auf Ihr Training?
8. Was halten Sie von unserem Gesundheitswesen?
9. Wie würden Sie sich als Mensch beschreiben?
10. Was wünschen Sie sich für die Zukunft?

6.5 Datenanalyse

Es wurde eine qualitative Inhaltsanalyse in Anlehnung an Mayring (2010) eingesetzt, allerdings in einer stark vereinfachten Form. Zentrale Grundgedanken der Inhaltsanalyse sind das Kategoriensystem und die Intersubjektivität des Vorgehens (s. *Tabelle 1* (Übersicht der Bereiche). Die Interviews wurden in der Software Maxqda transkribiert, die erfassten Daten stellen eine Zusammenfassung der wesentlichen Aussagen aus den Interviews dar. Auf die Protokollierung nonverbaler Elemente sowie auf die wortwörtliche Wiedergabe wurde verzichtet, da es für die untersuchte Thematik nicht von Relevanz war. Inhaltlich wurden nur die themenrelevanten Informationen festgehalten.

Die Dimensionen (Bereiche) wurden anlehnend an die vier Lebensbereiche nach Kalbermatten (1998) wie folgt definiert: Körper, Psyche, Sozial und Materiell. In der vorliegenden Arbeit entsprechen die Kategorien den „Codes". Diese wurden anhand der Fragestellung in der ersten Analysephase gebildet, inhaltsanalytisch ausgewertet, codiert und anschliessend den Dimensionen zugeordnet. Der Bereich „Materiell" wurde aufgrund der kleinen Anzahl Kategorien in Ökonomie/Ökologie umbenannt. Die einzelnen Codes wurden pro Bereich ausgezählt und anschliessend in einem Netzdiagramm dargestellt, um Tendenzen in den einzelnen Bereichen und zusammenfassend über die vier Bereiche grafisch gut sichtbar zu machen.

Einer der Schwerpunkte der qualitativen Inhaltsanalyse sind die Hypothesenfindung und Theoriebildung. Qualitative Daten eignen sich ausserordentlich gut für die Entdeckung gegenstandsbezogener Theorien in den Bereichen und Problemfeldern der Soziologie (Mayring, 2010). Ein Ziel dieser Arbeit ist es, anhand bestehender Modelle Hypothesen aufzustellen (vgl. Kapitel 8.2), die in weiteren Studien qualitativ oder quantitativ weiter verfolgt werden können.

7 Ergebnisse

Bei der Präsentation der Ergebnisse werden nur die häufigsten Kategorien pro Bereich (Dimension) tabellarisch dargestellt und einzelne Ankerbeispiele zitiert. Grafisch wird der Bereich mit allen Kategorien (Codes) aufgezeigt. *Tabelle 1* bietet eine Übersicht über die Bereiche und Kategorien, die im Folgenden beschrieben werden.

Tabelle 1 (Übersicht der Bereiche)

Bereich (Dimension)	Kategorie (Codes)
Körper	
	Widerstandsfähigkeit
	Gesundheitsverhalten
	Sexualität
	Selbstbild
Psyche	
	Herausforderung/Wettkampf
	Kontinuität
	Freude, Befriedigung
	Bedeutung
	Werte, Sinn
	Wissen, Erfahrung
Ökonomie/Ökologie	
	Ökologie
	Ökonomie
Sozial	
	Gesellschaft
	Selbstverantwortung
	Soziale Aspekte
	Rolle
	Partnerschaft

7.1 Bereich Körper

Tabelle 2 (Bereich Körper)

Dokument	Code	Segment
1IP-(m-93)	Bewegungsverhalten	Die Probleme sind weltweit und sie sind derart gravierend aber wir sehen gar keine richtige Lösung
4IP-(f-71)	Bewegungsverhalten	Wenn ich gleichaltrige Menschen sehe, ist das zum Teil sehr tragisch
4IP-(f-71)	Bewegungsverhalten	Viele haben gesundheitliche Probleme wie Übergewicht oder [Diabetes]
1IP-(m-93)	Widerstandsfähigkeit	Ich musste immer eine Stunde früher aufstehen, damit ich um sieben Uhr auf dem Wasser war
2IP-(f-84)	Widerstandsfähigkeit	Dieses Jahr werde ich mit 85 wieder den Berlin Marathon laufen
6IP- (m-74)	Widerstandsfähigkeit	Es gibt Einheiten wenn ich am Laufen bin, da mache ich 300 Liegestützen unterwegs.
6IP- (m-74)	Widerstandsfähigkeit	Ich war 4.5 Stunden mit dem Velo unterwegs, am Abend bin ich noch 1.5 Stunden rennen gegangen
1IP-(m-93)	Selbstbild	Ich will einen Beachbody haben, so dass die sexy 70jährigen Mädchen am Strand den Kopf umdrehen
3IP-(f-71)	Selbstbild	Ich würde mich als sehr aktiven Mensch bezeichnen
1IP-(m-93)	Selbstbild	Die Verformbarkeit des Körpers und die Flexibilität des Geistes auch im Höchstalter erstaunt immer wieder
6IP- (m-74)	Sexualität	Ein grosser Teil der Bevölkerung wir durch Bewegungsarmut, fehlende Sexualität oder andere Probleme dann halt unzufrieden und griesgrämig

Körperliche (Hoch-) Leistungsfähigkeit im Alter

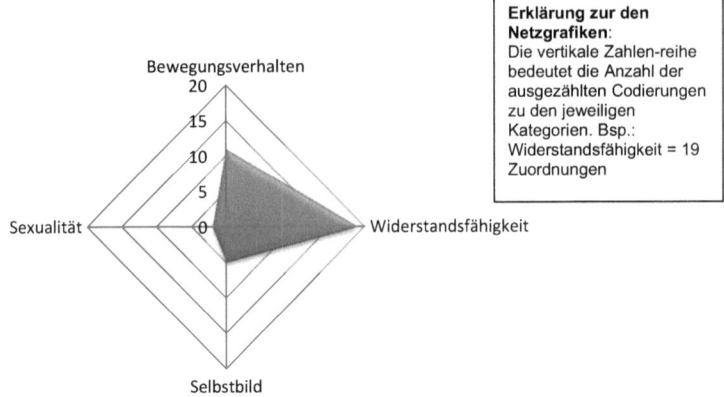

Grafik 2 (Bereich Körper)

Alle Teilnehmer waren seit Beginn ihrer Kindheit mehr oder weniger mit Sport konfrontiert (grösstenteils mit Wettkampfsport während der Studienzeit). Auch wenn es zwischenzeitlich eine Reduktion der Bewegungsaktivität gegeben hat (meist bedingt durch Beruf und Karriere), so hat früher oder später jeder sein Training wieder gesteigert und betreibt aktuell immer noch wettkampfmässig Sport. Dies hat die Auswirkung, dass eine entsprechende Widerstandsfähigkeit aufgebaut wurde, die mithilft, den „inneren Schweinehund" leichter zu überwinden. Das Ausdauervermögen liegt weit über dem Durchschnitt und kann gemäss Grafik 1 ohne weiteres mit der Leistungsfähigkeit eines untätigen 40jährigen verglichen werden. Jeder der sechs Teilnehmer macht sich ernsthafte Gedanken über das allgemeine Gesundheitsverhalten und verurteilt die Trägheit und Passivität der Mehrheit unserer Bevölkerung. Ihre Einstellung (Haltung) ist klar definiert: Trainieren ja, Rollator nein. Eitelkeit und Sexualität sind erwähnte Faktoren, fallen aber hier kaum ins Gewicht der Auswertung.

7.2 Bereich Psyche

Tabelle 3 (Bereich Psyche)

Dokument	Code	Segment
4IP-(f)	Bedeutung	Der Sport hat mir sehr viel Selbstbewusstsein gegeben
6IP-(m)	Bedeutung	Lebensqualität ist für mich wichtig und die kann man sich schaffen
6IP-(m)	Bedeutung	Ich könnte mir ein Leben ohne Sport nicht vorstellen
2IP-(f)	Befriedigung	Noch heute ist der Jungfrau-Marathon etwas Unvergessliches
4IP-(f)	Befriedigung	Ich habe nicht Sport gemacht, um gesund zu bleiben, sondern aus Freude und um ein Ziel zu haben
2IP-(f)	Befriedigung	Den New York Marathon haben wir uns zum 60 Geburtstag geschenkt, es war ein unglaublich schönes Erlebnis
2IP-(f)	Herausforderung/Wettkampf	Als Jugendliche bin ich geschwommen und zwar Leistungsschwimmen
4IP-(f)	Herausforderung/Wettkampf	Ich war schon immer der Wettkampftyp und habe später dann angefangen, systematischer zu trainieren
4IP-(f)	Kontinuität	Es ist normal, dass Leistungen nachlassen, aber ich trainiere einfach weiter
2IP-(f)	Kontinuität	Ich habe nie aufgehört zu trainieren; ich mache zwar weniger,

2IP-(f)	Kontinuität	aber an Aufhören habe ich nie gedacht Wir trainieren auch regelmässig ein bis zweimal pro Woche im Lauftreff
2IP-(f)	Wissen, Erfahrung	Schlankheit heisst noch nichts, man sollte auf der anderen Seite die Muskeln mehr propagieren
1IP-(m)	Wissen, Erfahrung	Sie [ETH-Sportwissenschaftlerin] hat mich dann nach den neusten wissenschaftlichen Kenntnissen trainiert
2IP-(f)	Wissen, Erfahrung	Wenn jemand kein gutes Gleichgewicht mehr hat, so soll man den Rollator nehmen, ja so kann man kein Gleichgewicht mehr aufbauen

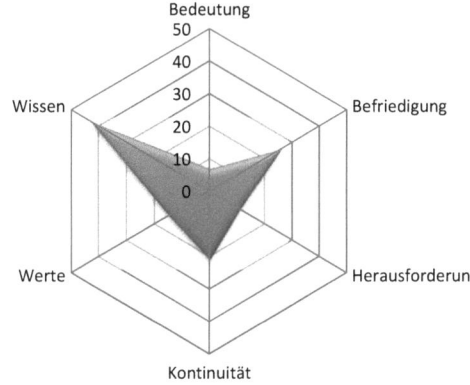

Grafik 3 (Bereich Psyche)

Die meisten Kategorien konnten dem Bereich Psyche zugeordnet werden. Alle Teilnehmer beschäftigen sich aufgrund ihres Interesses an Sport, Bewegung und Wettkampf (genannt wurde auch der Adrenalinkick) mit physischem Training – beschäftigen im dem Sinne, dass sie sich Gedanken über das nächste Ziel (z.B. über den nächsten Wettkampf) machen. Zwar hat jeder eine andere Trainingsstrategie, doch alle trainieren gezielt. Dieses gezielte Vorgehen (Handlung) setzt Kenntnis über entsprechende Einflussfaktoren auf die physische Leistungsfähigkeit (z.B. Intensität) voraus, „Trainingswissen" wurde also angeeignet. „Wissen" ist denn auch ein herausragender Faktor im Bereich Psyche; dieses Wissen beschränkt sich nicht nur auf das Training, sondern bezieht sich auch auf das Allgemeinwissen. Insbesondere in Bezug auf das Gesundheitsverhalten der (Welt-) Bevölkerung machen sich die Teilnehmer Gedanken über die Folgen der Inaktivität von Jung und Alt[6].

Weitere vielgenannte Faktoren waren Befriedigung durch oder Spass und Freude an Bewegung und Herausforderung. Die Wettkämpfe werden an den unterschiedlichsten Orten, z.T. auch international durchgeführt, wobei die positiven Eindrücke, die durch das Reisen und das Erlebte entstehen, immer wieder zum Ausdruck kamen. Auch wenn das Training nicht immer nur Spass mache, am Ende überwiege doch der Vorteil der Bemühungen.

---

[6] Ob und wie weit diese Handlung mit Vernunft und Willensstärke zu tun haben, wird in Kapitel 8 näher betrachtet

7.3 Bereich Sozial

Tabelle 4 (Bereich Sozial)

Dokument	Code	Segment
1IP-(m)	Gesellschaft	Wir sind heute einfach überernährt, aber interessanterweise konsumieren wir nicht viel mehr Kalorien als in der Vergangenheit, das Problem ist die Inaktivität
6IP- (m)	Gesellschaft	Die Verantwortung von jedem einzelnen sollte wieder wahrgenommen werden, leider ist dies nicht der Fall
1IP-(m)	Gesellschaft	Auch wenn man pensioniert ist, kann man etwas Neues lernen, eine neue Tätigkeit, ein Beitrag an die Gesellschaft
3IP-(f)	Partnerschaft	Wir gehen oft in Gebiete wo wir noch nie waren, von denen wir keine Ahnung hatten, wie schön es dort ist
6IP- (m)	Partnerschaft	Wir gehen viel zu Fuss, laufen nach Thun und zurück, fahren mit dem Velo um den See oder nach Bern
1IP-(m)	Rolle	Meine Botschaft ist die, ich versuche die Welt zu verändern
1IP-(m)	Selbstverantwortung	Ich habe dann 12 Kilo abgenommen innerhalb eines Jahres
4IP-(f)	Selbstverantwortung	Ich denke, ich muss für mich selber - und wenn ich ganz alt bin - auch für die anderen Verantwortung übernehmen
2IP-(f)	Selbstverantwortung	Ich möchte nie einen Rollator benutzen, ich gehe lieber laufen und trainiere
6IP- (m)	Soziale Aspekte	Ich gehe mit meinen Enkeln Klettern, Biken und so weiter, ich hoffe ich kann das noch lange machen
2IP-(f)	Soziale Aspekte	In dem man beweglich bleibt, kann man gemeinsam Touren machen, die ohne Training nicht möglich wären
6IP- (m)	Soziale Aspekte	Wir waren viel mit den Ski unterwegs und dann habe ich gedacht, wenn ich mit den Jungen mithalten will, so muss ich trainieren

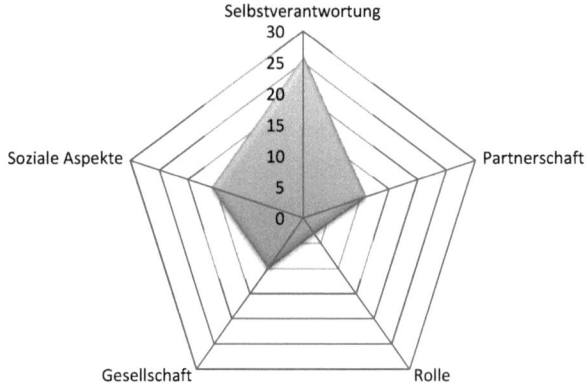

Grafik 4 (Bereich Sozial)

Die bewusste (z.T. auch unbewusste) Selbstverantwortung in Bezug auf die körperliche Gesundheit der Teilnehmer war beeindruckend. Der Wille, die eigene Mobilität zu erhalten und alles daran zu setzen, geliebte Tätigkeiten (neben den Wettkämpfen) so lange wie möglich zu erhalten, war enorm. Sicher können „normale" Grosseltern auch auf ihre Enkel aufpassen – die Leistung mit dem Bike, zusammen mit den Grosskindern den Berg rauf und runter zu fahren, ist jedoch beeindruckend. Der Wunsch, mit der Familie oder mit Freunden (auch mit jüngeren) etwas zu unternehmen, wird durch die körperliche Fitness wesentlich erleichtert. Der Bewegungsradius unterscheidet sich nicht von zu dem der jüngeren Generation, es besteht die Möglichkeit, auch im Höchstalter noch entfernte Reisen zu unternehmen. Die Partnerschaft und das gemeinsame Erleben fremder Welten, der Natur (vielfach auf langen Wanderungen) oder natürlich beim gemeinsamen Wettkampf, spielen dabei eine grosse Rolle.

Alle Teilnehmer setzen sich mit unserer Gesellschaft mehr oder weniger intensiv auseinander, auch Unverständnis über das z.T. verantwortungslose Verhalten jüngerer oder auch älterer Mitmenschen wird erwähnt. Den Aussagen sind weder Verbitterung noch Hadern zu entnehmen, sondern mehr ein Hinweisen, dass auch im hohen Alter noch grosse körperliche Leistungen möglich sind.

7.4 Bereich Ökonomie/Ökologie

Dieser Bereich kann mit nur zwei Kategorien nicht grafisch dargestellt werden, als wichtiger Faktor für das gewählte Thema aber trotzdem als separater Bereich aufgeführt.

Tabelle 5 (Bereich Ökonomie/Ökologie)[7]

Dokument	Code	Segment
6IP- (m)	Ökologische Umwelt	Mit den Aktivitäten, die ich mache, erlebe ich draussen in der Natur etwas
6IP- (m)	Ökologische Umwelt	Auch unsere Wegwerfgesellschaft ist ein Problem, warum kann nicht jeder eine gewisse Selbstverantwortung übernehmen?
6IP- (m)	Ökologische Umwelt	Eigentlich denkt man, Bergsteiger sollten naturnah sein, aber sehen Sie einmal, was im Himalaya passiert
1IP-(m)	Ökonomie	Nach der Alzheimer Society in den USA kostet Demenz die Nation 200 Milliarden Dollar pro Jahr
1IP-(m)	Ökonomie	Die Fettleibigkeit kostet heute in den USA alleine 190 Milliarden Dollar
1IP-(m)	Ökonomie	Heute ist man 10, 20, 30 Jahre lang krank, wer soll das alles bezahlen?

In Bezug zur gewählten Theorie, insbesondere in Anlehnung an die Rahmenkonzeption der Bewegungsförderung, ist die Themen Ökologie und Ökonomie, wenn auch nur von einem Teilnehmer der Studie ausgiebig zur Sprache gebracht, ausserordentlich wichtige Faktoren. Übergewicht und Fettleibigkeit sind ein brisantes Thema, das von den Teilnehmern auch immer wieder erwähnt wurde, wenngleich nur eine Person vertieft[8] darauf eingegangen ist. Die ökologischen Faktoren wurden grösstenteils der Kategorie „Freude und Befriedigung"

---
[7] Vgl. (Centers for Disease and Control USA, 2012).
[8] Es war nicht das Ziel dieser Arbeit vertieft auf einzelne Themen einzugehen.

zugeordnet, da sie immer wieder auch in Bezug auf Natur und die Freude, sich in der Natur zu bewegen, genannt wurden. Da im Rahmen dieser Arbeit auf eine Intercodierung verzichtet wurde, besteht in diesem Bereich eine Limitierung (siehe hierzu Kapitel 7.6).

7.5 Gesamtinterpretation

Tabelle 6 zeigt die Häufigkeiten in den einzelnen Bereichen und bildet auch die Basis zu Grafik 5, welche die Zuordnung zu den einzelnen Bereichen deutlich zeigt.

Tabelle 6 (Gesamtinterpretation)

Code-ID	Bereich	Code	Alle Codings
11	Psyche	Wissen, Erfahrung	43
8	Psyche	Freude, Befriedigung	26
5	Sozial	Selbstverantwortung	26
7	Psyche	Kontinuität	24
6	Körper	Widerstandsfähigkeit	18
22	Sozial	Soziale Aspekte	16
20	Psyche	Werte, Sinn	15
13	Körper	Gesundheitsverhalten	13
4	Psyche	Herausforderung/Wettkampf	11
16	Sozial	Partnerschaft	11
12	Sozial	Gesellschaft	10
3	Psyche	Bedeutung	7
23	Ökonomie/Ökologie	Ökonomie	6
21	Körper	Selbstbild	4
24	Ökonomie/Ökologie	Ökologische Umwelt	4
17	Sozial	Rolle	3
25	Körper	Sexualität	2

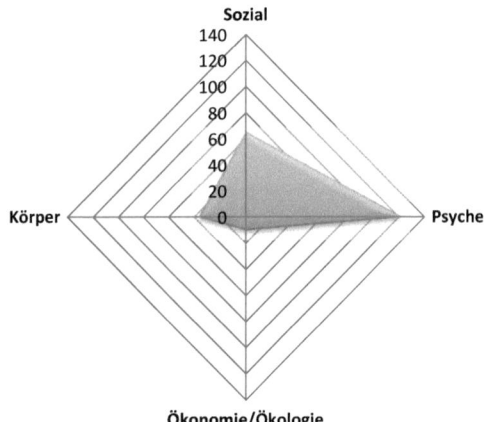

Grafik 5 (Gesamtinterpretation)

Die Gesamtübersicht über die Bereiche zeigt, dass der Schwerpunkt im Bereich Psyche liegt. Ausschlaggebend für dieses deutliche Resultat sind die Faktoren Wissen (vorwiegend Trainingswissen und), Freude (Spass) und Kontinuität (Kontinuität in dem Sinn verstanden, dass alle Teilnehmer in ihrem Lebenslauf mehr oder weniger mit intensiver Bewegung in Berührung gekommen sind). Obwohl das Aktivitätsniveau zwischenzeitlich reduziert wurde, sind alle Teilnehmer wieder zurück zu „alten Bewegungsmustern" gekommen. Die

Kontinuität, der Wunsch, so weiter zu trainieren und zu leben, spielt dabei eine wichtige Rolle.

Ein weiterer wichtiger Faktor sind soziale Aspekte, insbesondere die Selbstverantwortung. Die Auseinandersetzung mit dem allgemeinen Bewegungsverhalten wie etwa: „Man muss ja nicht was für ein Sport machen, aber doch nicht bei jeder Gelegenheit den Lift zu benützen" oder „auch wenn ich lieber Outdoor trainiere, Krafttraining ist eine Frage der Vernunft", sind in die Kategorie Selbstverantwortung einzuordnen. Dass sich die Interviewpartner gerne um ihre Enkel kümmern, kann nicht als direkter Einflussfaktor angesehen werden[9], dass sie sich aber noch gerne sportlich zusammen mit den Kindern betätigen, hängt wiederum direkt von der physischen Verfassung ab.

7.6 Kritik an der Untersuchung

Trotz teilweiser Übereinstimmung der Resultate, insbesondere mit dem Modell der Bewegungsförderung, ist die Aussagekraft dieser qualitativen Untersuchung kritisch zu betrachten. Die Studie weist in erster Linie einen explorativen Charakter auf (es wurden bis dato keine Untersuchungen gefunden, die nach Motivationsgründen für intensives Training im Alter forschen), daher kann – aufgrund der kleinen Anzahl von 6 Untersuchungspersonen – keine Verallgemeinerung auf die die Zielgruppe intensiv trainierender Menschen gemacht werden. Eine Intercodierung war aus zeitlichen Gründen nicht möglich, daher ist ein Gütekriterium nach Mayring (2010) nicht erfüllt und bedarf einer näheren Überprüfung. Die Ergebnisse erlauben aber trotzdem eine valide Aussage, da die nähere Betrachtung der Extremposition *1IP-(m)* in die erwartete Richtung weist (Mayring, 2010, S. 117).

8 Reflexion, Hypothesenbildung und Schlussfolgerung

8.1 Reflexion in Bezug auf die Zielerreichung und Fragestellung

Gibt es massgeblichen Einflussfaktoren für intensives Training im höheren Alter?

Die Ergebnisse zeigen, dass intensive Aktivität oder Training im Alter durch drei wesentliche Faktoren beeinflusst wird: *Wissen* über die Auswirkung von Training auf den Körper, *Freude* an der Bewegung und *Selbstverantwortung*. Alles Faktoren, die in den Bereich Psyche einzuordnen sind. Ist dieses bewusste Handeln also eine Frage der Vernunft? Das Bewusstsein über die Auswirkungen von Inaktivität für sich selber oder für kommende Generationen?

Auf der Basis wissenschaftlich belegter Aussagen, kann heute mit hoher Beweiskraft gesagt werden, dass eine Konservierung oder Steigerung physiologischer Parameter im Vergleich zu untätigen Menschen selbst im hohen Alter noch möglich sind. Umgesetzt wird es aber nur

---

[9] „Inaktive" Grosseltern sorgen sich ja auch gerne um ihre Enkel

von einer kleinen Minderheit – warum? Kann es sein, dass Wissen eine Voraussetzung zur Akzeptanz ist, oder kommen weitere Faktoren hinzu? Intensiv trainierenden Menschen haben sich über einen mehr oder weniger langen Zeitraum ein Wissen angeeignet, welches ihnen dazu verhilft, extreme Leistungen bis ins hohe Alter zu erbringen. Weitere wichtige Faktoren neben dem Wissen sind: Wettkampf, Herausforderung und Durchhaltevermögen.

Das Rahmenkonzept der Gesundheitsförderung stellt Wissen in den Mittelpunkt; dieses Wissen wiederum bildet die Basis zur Entwicklung neuer Strategien, um das Bewegungsverhalten zu beeinflussen. Gemäss den Ergebnissen dieser Studie muss man sich aber die Frage stellen, ob „Wissen" nicht auch das Bewegungsverhalten wesentlich beeinflusst.
Menschen eignen sich Wissen an, um leistungsfähiger zu werden. Es besteht also eine Wechselwirkung zwischen Wissen und den Faktoren, die unser Bewegungsverhalten beeinflussen – doch was heisst das?
Menschen mit mehr **Wissen** über physiologische Abläufe und deren Auswirkungen auf den Körper können ihr Bewegungsverhalten in Bezug auf die **Intensität** verändern, allerdings erst, wenn weitere Faktoren hinzu kommen. Einer dieser Faktoren ist der **Anreiz**. In diesem Zusammenhang sollen im Kontext mit dem Modell der Bewegungsförderung (siehe Kapitel 4.3) Hypothesen für weiter gehende Studien gebildet werden:

8.2 Hypothesenbildung

1. Hypothese

> Wissen über die Auswirkung von Training und über die Folgen von Inaktivität auf den Körper, verändert das Bewegungsverhaltens in Bezug auf die Trainingsintensität.

2. Hypothese

> Die Intensität im Bewegungsverhalten wird gesteigert, wenn ein entsprechender Reizfaktor hinzukommt.

3. Hypothese

> Intensiv trainierende Menschen bleiben wesentlich länger mobil und unabhängig als der inaktive Teil der Bevölkerung.

Das Bewegungsverhalten wird gemäss Hypothese 1 auch durch eine Erweiterung von persönlichem Wissen auf eine positive Weise verändert und, wie bereits erwähnt, der individuellen Zielsetzung angepasst. Dem entsprechend müsste in Zusammenhang mit der Hypothese 1 und 2 das Modell der Bewegungsförderung gemäss Abbildung 7 angepasst und erweitert werden.

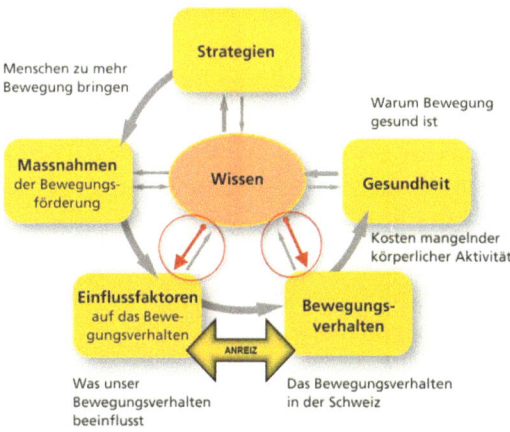

Abbildung 7 (eigene Darstellung)

8.3 Schlussfolgerung

Die grosse Herausforderung für die Zukunft wird es sein, Reizfaktoren festzumachen, die eine breite Akzeptanz in der Bevölkerung haben. Die nachfolgende Liste enthält mögliche Anreize, die einen Einfluss auf das Bewegungsverhalten und der „Bewegungsintensität" haben können. Die Liste ist beliebig erweiterbar und sollte in den Diskurs über geeignete Massnahmen zur positiven Veränderung unseres Bewegungsverhaltens miteinbezogen werden.

- Herausforderung
- Zielsetzung
- Generationensolidarität
- Selbstverantwortung
- Autonomie
- Bewegungsfreiheit
- Belohnungsprinzip
- Verursacherprinzip

Die Diskussion über Bewegungsmangel und seine Auswirkungen muss intensiver geführt werden; es müssen in naher Zukunft Mittel und Wege gefunden werden, die der Abwärtsspirale Einhalt gebieten. Ein wichtiger Faktor ist sicher die Aufklärung: Wissen muss fliessen, das ist eine der Kernaussagen der vorliegenden Arbeit. Dies reicht allerdings nicht: „Eine Forschung, die nichts anderes als Bücher hervorbringt, genügt nicht" (Mayring, 2002, S. 50).

Forschungsergebnisse fliessen an diejenigen weiter, die sich so oder so bereits mit dem Thema befasse; dem „Durchschnittsbürger" bleiben diese Erkenntnisse verschlossen oder sie interessieren ihn nicht, weil sie zu wissenschaftlich sind.

Bewegung, Wettkampf, körperliche und geistige Herausforderung sind alles im eigentlichen Sinn Urtriebe, ein Überbleibsel aus früherer Zeit, genauso wie der Körper immer noch die vermeintlich negative Eigenschaft besitzt, Fett anzusetzen, wenn der „input" nicht mit dem „output" im Gleichgewicht liegt. Der Grossteil der Bevölkerung in den industrialisierten Ländern muss heute nicht mehr ums Überleben kämpfen, doch was passiert wenn wir das nicht mehr müssen? Die Statistik (Bundesamt für Statistik, 2007) gibt klare Hinweise darauf: Wir werden mit zunehmendem Alter bequem und träge.

Zwei griechische Begriffe sind für weiterführende Diskussionen von besonderer Relevanz: „Physiologie", d.h. ‚Natur' und ‚Lehre' aber auch ‚Vernunft', sowie „Akrasia", d.h. „Willensschwäche", „Unbeherrschtheit" oder „Handeln wider besseres Wissen". Unter Akrasia versteht man den Fall, dass eine Person eine Handlung durchführt, obwohl sie eine alternative Handlung für besser hält. Es besteht zwar die Absicht, eine Handlung auszuführen, aber oft scheitert es an der konkreten Umsetzung (Wikipedia, http://de.wikipedia.org, 2012).

9 Quellenverzeichnis

Backes, G. (2008). Von der (Un-)Freiheit körperlichen Alter(n)s in der modernen Gesellschaft und der Notwendigkeit einer kritisch-gerontologischen Perspektive auf den Körper. *Zeitschrift für Gerontologie Geriatrie 41*, 188-194.
Bundesamt für Sport. (2008). *Mit Muskelkraft unterwegs.* Magglingen: Netzwerk Gesundheit und Bewegung Schweiz.
Bundesamt für Sport. (2009). *Gesundheitswirksame Bewegung.* Magglingen: Gesundheitsförderung Schweiz.
Bundesamt für Statistik. (2007). *Gesundheit und Gesundheitsverhalten in der Schweiz.* Neuenburg: Eidg.Departement des Innern EDI.
Centers for Disease and Control USA. (07 2012). *Overweight and Obesity*. Von http://www.cdc.gov/obesity/data/ abgerufen
Denk, H. (2003). Handbuch Alterssport. In Denk, Pache, & Schaller. Hoffmann Schondorf.
Gottlob, A. (2007). *Differenziertes Krafttraining.* Heidelberg: Urban&Fischer Verlag.
Haber, P. (2005). *Leitfaden zur medizinischen Trainingsberatung.* Wien: Springer-Verlag.
Jopp, D. (2002). *Erfolgreiches Altern: Zum funktionalen Zusammenspiel von personalen Ressourcen und adaptiven Strategien des Lebensmanagements.* Berlin: Freie Universität Berlin.
Kalbermatten, U. (1998). Theoretisches Modell der Lebensbereiche. Bern: Berner Fachhochschule.
Kalbermatten, U., & Müller, B. (2012). Berner Ansatz zur Gerontologie - Konzept Lebensgestaltung. Bern: Berner Fachhochschule.

Martin, B., & Marti, B. (1998). Bewegung und Sport: eine unterschätzte Gesundheitsressource. *Therapeutische Umschau*, 221-228.

Mayring, P. (2002). *Qualitative Sozialforschung.* Klagenfurt: Beltz Verlag.

Mayring, P. (2010). *Qualitative Inhaltsanalyse.* Klagenfurth: Beltz Verlag.

Neumann, N. (2008). Neue Aspekte zur Laufbandtherapie bei Demenz und Depression. S. 28-33 Jahrgang 59, Nr.2.

Salzmann, J. (2009). *Der ältere Mensch in der Gesellschaft.* Jena, Friedrich-Schiller-Universität: GRIN Verlag.

Schmitt, E. (2004). Aktives Altern, Leistungseinbußen, soziale Ungleichheit und Altersbilder. *Zeitschrift für Gerontologie Geriatrie 37*, 280-292.

Schneider, H., Venetz, W., & Gallani, C. B. (2009). *Overweight and obesity in Switzerland.* Basel: BAG.

Stemper, T. (2001). *Alter, Altern, Alterssport-Zur Bedeutung des körperlichen Trainings für Ältere aus sportwissenschaftlicher Sicht".* Fakultät der Heinrich-Heine-Universität.

Thiel, A., Gomolski, U., & Huy, C. (2008). *Altersstereotype und Sportaktivität in der Generation 50+.* Univesität Stuttgart: Institut für Sportwissenschaft.

Weisser, B., Preuss, M., & Predel, H. (2009). *Körperliche Aktivität und Sport zur Prävention und Therapie von inneren Erkrankungen im Seniorenalter.* München: Urban & Vogel.

Wikipedia. (Stand 19. 08 2012). *http://de.wikipedia.org.* Von http://de.wikipedia.org/wiki/Akrasia abgerufen

Wikipedia. (Stand 08. 09 2012). *http://de.wikipedia.org.* Von http://de.wikipedia.org/wiki/Aktivität abgerufen